GRUŹLICA KLINICZNA

Zrozumienie objawów, diagnoza i leczenie

ERICA DAVISA

Prawa autorskie © 2024 autorstwa Eric Davis

Wszelkie prawa zastrzeżone.

Żadna część tej książki nie może być wykorzystywana ani powielana w jakikolwiek sposób, graficzny, elektroniczny lub mechaniczny, w tym poprzez fotokopiowanie, nagrywanie, nagrywanie lub za pomocą jakiegokolwiek systemu przechowywania informacji bez pisemnej zgody wydawcy.

ZAWARTOŚĆ

Wstęp

Rozdział 1: Przegląd gruźlicy

- Wprowadzenie do gruźlicy
- Historyczne spojrzenie na gruźlicę
- Epidemiologia i obciążenie globalne
- Patofizjologia zakażenia Mycobacterium TB
- Czynniki przenoszenia i ryzyka

Rozdział 2: Objawy kliniczne

- Oznaki i objawy gruźlicy
- Gruźlica płuc: obraz kliniczny i diagnostyka

- Gruźlica pozapłucna: objawy i wyzwania diagnostyczne

- Gruźlica w populacjach specjalnych: Niektóre

Rozdział 3: Metody diagnostyczne

- Techniki mikrobiologiczne

- Badania molekularne

- Obrazowanie radiologiczne w diagnostyce gruźlicy

- Skórny test tuberkulinowy (TST) i testy uwalniania interferonu gamma (IGRA)

- Testy serologiczne

Rozdział 4: Podejścia terapeutyczne

- Schematy leczenia gruźlicy lekoopornej

- Gruźlica lekooporna: strategie diagnostyczne i lecznicze

- Działania niepożądane leków przeciwgruźliczych i postępowanie z nimi

- Terapia bezpośrednio obserwowana (DOT) i strategie przestrzegania zaleceń

Rozdział 5: Postępowanie w powikłaniach gruźlicy

- Koinfekcja gruźlicą i wirusem HIV. Postępowanie kliniczne

- Postępowanie w gruźlicy w czasie ciąży

- Interwencje chirurgiczne w przypadku powikłań gruźlicy

- Postępowanie w gruźlicy w określonych sytuacjach

Rozdział 6: Zapobieganie i kontrola

• Strategie zapobiegania gruźlicy: Szczepienia (BCG)

• Chemioprofilaktyka utajonego zakażenia gruźlicą

• Środki kontroli infekcji w placówkach opieki zdrowotnej

• Interwencje w zakresie zdrowia publicznego: wykrywanie przypadków, śledzenie kontaktów i leczenie

• Zajmij się społecznymi determinantami zdrowia

Rozdział 7: Badania i przyszłe kierunki

• Postępy w diagnostyce i leczeniu gruźlicy

- Pojawiające się podejścia terapeutyczne
- Globalne wysiłki na rzecz wyeliminowania gruźlicy
- Wyzwania i możliwości

WNIOSEK

WSTĘP

Jest to źródło informacji dla podmiotów świadczących opiekę zdrowotną, naukowców i studentów poszukujących pogłębionych podstaw na temat klinicznych aspektów gruźlicy (TB). Ze względu na złożone powiązania między epidemiologią, patofizjologią, diagnostyką, leczeniem i profilaktyką gruźlica w dalszym ciągu pozostaje głównym problemem zdrowia publicznego na świecie. Celem tej książki jest wypełnienie luki między teorią a praktyką, zapewniając holistyczne badanie gruźlicy, obejmujące jej kontekst historyczny, obecny krajobraz epidemiologiczny, objawy kliniczne, metody diagnostyczne, podejścia terapeutyczne, powikłania w leczeniu, strategie zapobiegania i przyszłe kierunki badań.

W kontekście zdrowia na świecie głównym problemem pozostaje Mycobacterium tuberculosis, czynnik wywołujący gruźlicę, szczególnie w krajach o niskich i średnich dochodach, w których brakuje odpowiedniej profilaktyki, diagnostyki i leczenia. Problemy takie jak lekooporność, współinfekcje (zwłaszcza związane z wirusem HIV), nierówności społeczno-ekonomiczne i niewystarczająca infrastruktura zdrowotna sprawiają, że gruźlica (TB) staje się coraz groźniejszym wrogiem, pomimo wielkiego postępu technologii medycznej. Aby skutecznie zwalczać tę starożytną, ale szeroko rozpowszechnioną chorobę, podmioty świadczące opiekę zdrowotną muszą posiadać wszechstronną wiedzę na temat gruźlicy, w tym jej obrazu klinicznego i szerszego kontekstu społeczno-kulturowego.

W rozdziałach tego przewodnika czytelnicy będą badać wiele aspektów gruźlicy, począwszy od jej historycznego znaczenia po współczesne problemy. Przyjrzymy się różnym sposobom, w jaki gruźlica (TB) może objawiać się w organizmie, od płuc po inne obszary, a także narzędziom diagnostycznym, które można wykorzystać do szybkiego i dokładnego jej wykrycia. Ponadto zajmiemy się wyzwaniami związanymi z leczeniem gruźlicy, takimi jak zwalczanie szczepów lekoopornych i ograniczanie skutków ubocznych leków przeciwgruźliczych.

Oprócz omówienia klinicznych aspektów gruźlicy, w tej książce zbadane zostaną szersze implikacje kontroli i zapobiegania gruźlicy, obejmujące metody kontroli infekcji, interwencje zdrowotne, zdrowie publiczne i znaczenie zajęcia się społecznymi uwarunkowaniami zdrowia. Dodatkowo dokonamy przeglądu istniejących wysiłków badawczych i perspektyw na przyszłość w leczeniu gruźlicy, podkreślając interesujące technologie i techniki mające na celu rozwój tej dziedziny i ostatecznie osiągnięcie celu, jakim jest eliminacja gruźlicy.

Celem tej książki jest wyposażenie pracowników służby zdrowia i interesariuszy w globalną walkę z gruźlicą poprzez połączenie informacji opartych na dowodach z praktycznymi spostrzeżeniami i wiedzą kliniczną. Niezależnie od tego, czy jesteś doświadczonym klinicystą, początkującym badaczem, czy studentem rozpoczynającym swoją podróż akademicką, ten przewodnik jest wszechstronnym towarzyszem, oferującym bezcenne informacje i zasoby, które pomogą Twojej praktyce, zwiększyć zrozumienie i przyczynić się do zbiorowych wysiłków na rzecz ograniczenia rozprzestrzeniania się wirusa. gruźlicy na całym świecie.

ROZDZIAŁ 1

PRZEGLĄD GRUŹLICY

Wprowadzenie do gruźlicy

Gruźlica (TB) to jedna z najstarszych i najbardziej uporczywych chorób zakaźnych ludzkości, której historia sięga tysiącleci. Pomimo znacznego postępu w technologii medycznej gruźlica pozostaje poważnym globalnym problemem zdrowotnym, dotykającym miliony ludzi na całym świecie i stanowiącym znaczne obciążenie dla systemów i społeczności opieki zdrowotnej. W tym rozdziale przedstawiono przegląd gruźlicy, uwzględniający jej znaczenie historyczne, epidemiologię, patofizjologię, dynamikę przenoszenia i powiązane czynniki ryzyka.

Historyczne spojrzenie na gruźlicę

Na przestrzeni dziejów gruźlicę nazywano różnymi nazwami, w tym „konsumpcją" i „białą zarazą", co odzwierciedla jej katastrofalny wpływ na zakażone osoby. Dowody archeologiczne wskazują, że gruźlica jest powszechna od tysięcy lat, a ślady tej choroby zidentyfikowano w mumiach starożytnego Egiptu i pozostałościach szkieletu z kultur prehistorycznych. Przez lata gruźlica wywarła niezaprzeczalny wpływ na społeczeństwo, inspirując do ekspresji twórczej, literackiej i kulturalnej, pobierając jednocześnie życie niezliczonej liczby osób. Warto zauważyć, że utworzenie sanatoriów na przełomie XIX i XX wieku było kluczowym rozdziałem w historii gruźlicy, ponieważ wysiłki mające na celu izolowanie i leczenie zakażonych pacjentów nabrały tempa.

Epidemiologia i obciążenie globalne

Pomimo znacznego postępu w wysiłkach na rzecz zwalczania gruźlicy, choroba ta w dalszym ciągu zbiera ogromne żniwo dla zdrowia na całym świecie, szczególnie na obszarach o ograniczonych zasobach. Według Światowej Organizacji Zdrowia (WHO) gruźlica jest jedną z 10 głównych przyczyn zgonów na świecie, z około 10 milionami nowych przypadków i 1,4 milionami zgonów rocznie. Ponadto gruźlica w nieproporcjonalnym stopniu dotyka bezbronnych grup społecznych, w tym osób żyjących z HIV/AIDS, społeczności marginalizowanych oraz osób zamieszkujących zatłoczone lub ubogie środowiska. Mimo że w wielu krajach zapadalność na gruźlicę spadła, problemy takie jak oporność na leki, ograniczona infrastruktura zdrowotna i nierówności społeczno-ekonomiczne w dalszym ciągu utrudniają wysiłki mające na celu zwalczanie tej choroby.

Patofizjologia zakażenia Mycobacterium TB

Gruźlicę wywołuje Mycobacterium tuberculosis, wolno rosnąca, kwasoodporna pałeczka o specyficznych cechach, które decydują o jej zjadliwości i zdolności do unikania odpowiedzi immunologicznych gospodarza. Podczas wdychania kropelek aerozolu zawierających M. TB bakterie atakują przede wszystkim płuca, gdzie powodują infekcję w obrębie makrofagów pęcherzykowych. Jest to początek złożonej interakcji pomiędzy mechanizmami obronnymi gospodarza a czynnikami mikrobiologicznymi, prowadzącej do powstania ziarniniaków i rozwoju utajonej lub aktywnej gruźlicy. Czynniki wpływające na przejście od infekcji utajonej do aktywnej choroby obejmują stan immunologiczny gospodarza, narażenie środowiskowe i choroby współistniejące, takie jak zakażenie wirusem HIV.

Przenoszenie i czynniki ryzyka

Gruźlica przenoszona jest głównie drogą powietrzną, a zakażenie między ludźmi następuje poprzez wdychanie zakaźnych kropelek z dróg oddechowych wydalanych przez pacjentów z aktywną gruźlicą płuc. Do czynników prowadzących do przenoszenia gruźlicy zalicza się bliski i długotrwały kontakt z osobami zakaźnymi, niewystarczającą wentylację w zamkniętych pomieszczeniach oraz zatłoczone warunki życia. Ponadto kilka czynników ryzyka zwiększa częstość występowania infekcji.n gruźlica i postęp choroby, w tym immunosupresja (np. zakażenie wirusem HIV, leki immunosupresyjne), niedożywienie, nadużywanie narkotyków i choroby związane z upośledzoną czynnością płuc.

ROZDZIAŁ 2

OBJAWY KLINICZNE

W tym rozdziale omówiono objawy kliniczne gruźlicy (TB), uwzględniając szeroki zakres objawów występujących w gruźlicy płucnej i pozapłucnej. Opisanie i rozpoznanie wielu sposobów manifestowania się gruźlicy ma kluczowe znaczenie dla szybkiej diagnozy, odpowiedniej opieki i skutecznej kontroli choroby. W tym rozdziale przedstawiono przegląd objawów przedmiotowych, podmiotowych i czynników diagnostycznych związanych z gruźlicą, zapewniając pomoc pracownikom służby zdrowia odpowiedzialnym za ocenę i leczenie osób z podejrzeniem lub potwierdzonym zakażeniem gruźlicą.

Oznaki i objawy gruźlicy

Gruźlica może objawiać się szeroką gamą objawów przedmiotowych i podmiotowych, które mogą się różnić w zależności od takich czynników, jak miejsce zakażenia, stan immunologiczny żywiciela i czas trwania choroby. Typowe objawy gruźlicy płuc obejmują uporczywy kaszel, często powodujący plwocinę (która może być zabarwiona krwią), dyskomfort w klatce piersiowej, wyczerpanie, utratę wagi, nocne poty i gorączkę. Gruźlica pozapłucna natomiast może objawiać się objawami specyficznymi dla dotkniętego obszaru, takimi jak powiększenie węzłów chłonnych, dyskomfort w opłucnej klatce piersiowej, dysfagia, ból brzucha, zaburzenia neurologiczne i objawy ogólnoustrojowe.

Gruźlica płuc: obraz kliniczny i diagnostyka

Gruźlica płuc jest najczęstszą postacią gruźlicy i często objawia się objawami ze strony układu oddechowego wynikającymi z uszkodzenia płuc. Ocena kliniczna prawdopodobnej gruźlicy płuc obejmuje pełny wywiad, badanie fizykalne i diagnostykę. Do głównych technik diagnostycznych zalicza się mikroskopię rozmazu plwociny, testy amplifikacji kwasów nukleinowych (NAAT), hodowlę prątków, radiografię klatki piersiowej i tomografię komputerową (CT). Dodatkowo metody molekularne, takie jak test Xpert MTB/RIF, zmieniły diagnostykę gruźlicy, umożliwiając szybkie wykrywanie M. TB i jednoczesną ocenę oporności na ryfampicynę.

Gruźlica pozapłucna: objawy i wyzwania diagnostyczne:

Gruźlica pozapłucna odnosi się do gruźlicy atakującej narządy i tkanki poza płucami i może wpływać na prawie każdy obszar ciała. Typową lokalizacją gruźlicy pozapłucnej są węzły chłonne, opłucna, kości i stawy, układ moczowo-płciowy, centralny układ nerwowy i przewód pokarmowy. Rozpoznanie gruźlicy pozapłucnej zazwyczaj stwarza wyjątkowe przeszkody ze względu na mało bakteryjny charakter choroby i ograniczenia tradycyjnych testów diagnostycznych. W związku z tym wysoki wskaźnik podejrzenia klinicznego w połączeniu z ukierunkowanymi technikami diagnostycznymi, takimi jak biopsja tkanki, cytologia, badania obrazowe i badania genetyczne, jest niezbędny do dokładnej diagnozy i wczesnego rozpoczęcia leczenia.

Gruźlica w populacjach specjalnych:

W niektórych populacjach mogą występować odmienne cechy kliniczne lub kwestie związane z gruźlicą. Na przykład gruźlica u dzieci może objawiać się niespecyficznymi objawami, takimi jak brak prawidłowego rozwoju, gorączka, kaszel i powiększenie węzłów chłonnych, co wymaga wysokiego wskaźnika podejrzeń w celu rozpoznania. Podobnie u osób starszych mogą występować nietypowe objawy lub choroby współistniejące, które zakłócają obraz kliniczny. Pacjenci z obniżoną odpornością, zwłaszcza chorzy na HIV/AIDS lub przyjmujący leki immunosupresyjne, są narażeni na zwiększone ryzyko reaktywacji gruźlicy lub przejścia do aktywnej postaci choroby, co podkreśla znaczenie dokładnych badań przesiewowych i monitorowania „szybkiej interwencji".

ROZDZIAŁ 3

METODY DIAGNOSTYCZNE

W tym rozdziale dokonany zostanie przegląd procedur diagnostycznych stosowanych w badaniu gruźlicy, w tym szereg metod mikrobiologicznych, radiograficznych i immunologicznych. Terminowe i prawidłowe rozpoznanie gruźlicy ma kluczowe znaczenie dla zapewnienia szybkiego leczenia, uniknięcia przeniesienia choroby oraz zmniejszenia zachorowalności i śmiertelności związanej z tą chorobą. W tym rozdziale omówiono wiele technik diagnostycznych dostępnych w celu wykrywania gruźlicy, podkreślając ich mocne strony, ograniczenia i zastosowania kliniczne.

Techniki mikrobiologiczne logiczny

Techniki mikrobiologiczne odgrywają kluczową rolę w diagnostyce gruźlicy, wykrywając obecność Mycobacterium tuberculosis w próbkach klinicznych. Konwencjonalne metody obejmują mikroskopię rozmazową pałeczek kwasoodpornych (AFB) i hodowlę prątków, które pozostają kluczowymi narzędziami w diagnostyce gruźlicy. Badanie mikroskopowe rozmazów AFB obejmuje barwienie rozmazów plwociny barwnikami takimi jak Ziehl-Neelsen lub auramina, co pozwala na obserwację pod mikroskopem prątków kwasoodpornych. Hodowla prątków polega na zaszczepianiu próbek klinicznych na podłożach stałych lub płynnych i hodowaniu ich przez kilka tygodni, aby umożliwić wzrost M. tuberculosis. Pomimo swojej użyteczności podejścia te mają wady, w tym niską czułość próbek paucibacillary i dłuższy czas realizacji.

Badania molekularne

Badania molekularne zmieniły diagnostykę gruźlicy, umożliwiając szybkie i czułe wykrywanie M. tuberculosis i oporności na ważne leki przeciwgruźlicze. Testy oparte na reakcji łańcuchowej polimerazy (PCR), takie jak test Xpert MTB/RIF, identyfikują DNA M. TB i jednocześnie analizują pod kątem oporności na ryfampicynę w ciągu kilku godzin. Test Xpert MTB/RIF zyskał szeroką akceptację ze względu na doskonałą czułość i swoistość, łatwość użycia oraz zdolność do wykrywania mutacji związanych z opornością. Inne testy molekularne, w tym badanie linii sond i sekwencjonowanie całego genomu, zapewniają dodatkowy wgląd w wzorce oporności na leki i różnorodność szczepów, wspierając opcje leczenia ukierunkowanego.

Obrazowanie radiologiczne w diagnostyce gruźlicy

Obrazowanie radiologiczne odgrywa zasadniczą rolę w ocenie podejrzenia gruźlicy, zwłaszcza gruźlicy płuc. Radiografia klatki piersiowej (CXR) jest często wstępną metodą obrazowania stosowaną w celu wykrycia nieprawidłowości w płucach, takich jak nacieki w miąższu, kawitacja i wysięk w jamie opłucnej. Obrazowanie tomografii komputerowej (CT) zapewnia lepszą czułość i swoistość w porównaniu z CXR, umożliwiając bardziej dogłębną wizualizację płucnych i pozapłucnych objawów gruźlicy. Obserwacje radiologiczne w połączeniu z danymi klinicznymi i mikrobiologicznymi mogą ułatwić diagnozę, określenie stopnia zaawansowania i monitorowanie postępu gruźlicy oraz odpowiedzi terapeutycznej.

Skórny test tuberkulinowy (TST) i testy uwalniania interferonu gamma (IGRA)

Skórny test tuberkulinowy (TST) i testy uwalniania interferonu gamma (IGRA) to testy immunologiczne stosowane do diagnozowania utajonego zakażenia gruźlicą (LTBI) poprzez ocenę odpowiedzi immunologicznej gospodarza na antygeny M. tuberculosis. TST polega na śródskórnym wstrzyknięciu czystej pochodnej białka (PPD), a następnie ocenie stwardnienia w miejscu wstrzyknięcia po 48–72 godzinach. Testy IGRA, takie jak QuantiFERON-TB Gold i T-SPOT.TB, wykrywają uwalnianie interferonu gamma przez uczulone komórki T po stymulacji specyficznymi antygenami M. tuberculosis. Chociaż oba testy są przydatne w badaniach przesiewowych w kierunku LTBI, nie pozwalają na rozróżnienie pomiędzy utajoną infekcją a aktywną chorobą.

Testy serologiczne

Testy serologiczne na gruźlicę, które identyfikują przeciwciała przeciwko antygenom M. tuberculosis, zostały stworzone w celu szybkiej i wygodnej diagnostyki gruźlicy. Testom diagnostycznym brakuje jednak czułości i swoistości, szczególnie w regionach, w których przeważa gruźlica i mykobakteryjne choroby niegruźlicze. W związku z tym testy serologiczne nie są wskazane w diagnostyce gruźlicy i mają niewielką użyteczność kliniczną.

ROZDZIAŁ 4

PODEJŚCIA TERAPEUTYCZNE

Przyjrzyjmy się teraz ogólnemu zarządzaniu gruźlicą (TB), koncentrując się na technikach leczenia mających na celu wyleczenie, ograniczenie przenoszenia choroby i minimalizację rozwoju lekooporności. Skuteczne leczenie gruźlicy polega na stosowaniu schematów wielolekowych dostosowanych do obrazu klinicznego pacjenta, profilu wrażliwości na leki i historii leczenia. W tym rozdziale omówiono środki farmakologiczne stosowane w leczeniu gruźlicy, techniki zwalczania gruźlicy lekoopornej, działania niepożądane leków przeciwgruźliczych oraz podejścia do zapewniania przestrzegania zaleceń kłamie.

Schematy leczenia gruźlicy wrażliwej na leki

Podstawą leczenia gruźlicy jest stosowanie schematów leczenia łączących różne leki o działaniu bakteriobójczym lub bakteriostatycznym przeciwko Mycobacterium tuberculosis. Standardowe schematy leczenia gruźlicy lekoopornej często obejmują skojarzenie czterech leków pierwszego rzutu: izoniazydu, ryfampicyny, pirazynamidu i etambutolu. Intensywna faza leczenia trwa dwa miesiące i ma na celu szybkie zmniejszenie obciążenia bakteryjnego, po której następuje faza podtrzymująca trwająca od czterech do sześciu miesięcy, aby zapobiec nawrotom. Terapia bezpośrednio obserwowana (DOT) jest wskazana w celu zapewnienia przestrzegania zasad leczenia i ograniczenia ryzyka niepowodzenia leczenia i lekooporności.

Gruźlica lekooporna: strategie diagnostyczne i lecznicze

Gruźlica lekooporna, w tym gruźlica wielolekooporna (MDR-TB) i gruźlica o dużej oporności na leki (XDR-TB), stanowią poważne wyzwanie w wysiłkach na rzecz kontroli gruźlicy ze względu na ograniczone możliwości leczenia i gorsze wyniki leczenia. Rozpoznanie gruźlicy lekoopornej obejmuje badanie wrażliwości na leki (DST) w celu zidentyfikowania wzorców oporności i ustalenia wyboru leczenia. Leczenie gruźlicy lekoopornej polega na stosowaniu leków przeciwgruźliczych drugiego rzutu, w tym fluorochinolonów, środków do wstrzykiwań (np. kanamycyny, amikacyny) oraz nowszych leków, takich jak bedakilina i delamanid. Zindywidualizowane schematy leczenia dostosowane do wyników DST pacjenta i historii leczenia są niezbędne do optymalizacji wyników i ograniczenia możliwości rozwoju lekooporności.

Działania niepożądane leków przeciwgruźliczych i postępowanie z nimi

Chociaż leki przeciwgruźlicze są na ogół dobrze tolerowane, mogą powodować szereg działań niepożądanych, które mogą wymagać modyfikacji dawki, zamiany leków lub leczenia wspomagającego. Częste działania niepożądane obejmują objawy żołądkowo-jelitowe (np. Nudności, wymioty), hepatotoksyczność, neuropatię obwodową, reakcje dermatologiczne i toksyczność dla oczu. Regularne monitorowanie pacjentów poddawanych leczeniu przeciwgruźliczemu jest niezbędne do szybkiego wykrycia działań niepożądanych i podjęcia odpowiednich działań interwencyjnych. Opcje postępowania mogą obejmować leczenie objawowe, tymczasowe odstawienie lub dostosowanie leków wywołujących objawy oraz ścisłe monitorowanie w celu monitorowania remisji objawów.

Terapia bezpośrednio obserwowana (DOT) i strategie przestrzegania zaleceń

Przestrzeganie schematów leczenia przeciwgruźliczego jest ważne dla osiągnięcia wyleczenia, zminimalizowania nawrotów i zmniejszenia ryzyka lekooporności. Terapia bezpośrednio obserwowana (DOT) polega na podawaniu leków przeciwgruźliczych pod nadzorem lekarza lub przeszkolonego obserwatora. Stwierdzono, że DOT zwiększa przestrzeganie zasad leczenia i jego wyniki, szczególnie w populacjach wysokiego ryzyka, takich jak osoby z gruźlicą lekooporną lub chorobami współistniejącymi. Oprócz DOT, różne metody przestrzegania zaleceń, takie jak edukacja pacjenta, poradnictwo, wsparcie społeczne i interwencje społeczne, odgrywają kluczową rolę w promowaniu przestrzegania zaleceń i skuteczności leczenia.

ROZDZIAŁ 5

POSTĘPOWANIE W POWIKŁANIACH GRUŹLICY

Omówimy teraz zarządzanie problemami związanymi z gruźlicą (TB), uwzględniając szeroki zakres okoliczności klinicznych występujących w gruźlicy płuc i pozapłucnej. Chociaż gruźlica atakuje przede wszystkim płuca, może również wpływać na inne narządy i układy, prowadząc do szeregu problemów, które mogą wymagać specjalistycznej opieki. W tym rozdziale omówiono sposoby wykrywania, diagnozowania i leczenia powikłań gruźlicy, ze szczególnym naciskiem na optymalizację wyników leczenia i ograniczenie długoterminowych konsekwencji.

Koinfekcja gruźlicą i wirusem HIV: postępowanie kliniczne

Współzakażenie gruźlicą i wirusem HIV stwarza odrębne wyzwania ze względu na synergistyczną interakcję między tymi dwiema chorobami, która może przyspieszyć rozwój choroby i zwiększyć ryzyko śmiertelności, jeśli nie będzie skutecznie leczona. Postępowanie kliniczne w przypadku współzakażenia gruźlicą i wirusem HIV obejmuje skoordynowaną opiekę, która obejmuje jednocześnie leczenie gruźlicy i wirusa HIV. Obejmuje to rozpoczęcie leczenia przeciwretrowirusowego (ART) w przypadku zaleca osobom zakażonym wirusem HIV, niezależnie od liczby komórek CD4, w połączeniu z leczeniem gruźlicy. Aby zmaksymalizować wyniki w tej populacji, konieczne jest ścisłe monitorowanie interakcji leków, zespołu zapalnej rekonstytucji immunologicznej (IRIS) i odpowiedzi terapeutycznej.

Postępowanie w gruźlicy w czasie ciąży

Gruźlica w czasie ciąży prowadzi do powikłań klinicznych ze względu na bezpieczeństwo leku, przenoszenie choroby z matki na płód i potencjalny niekorzystny wpływ na przebieg ciąży. Leczenie gruźlicy w czasie ciąży obejmuje strategię multidyscyplinarną, która łączy w sobie wymagania skutecznego leczenia i bezpieczeństwa płodu. Kobiety w ciąży chore na gruźlicę powinny otrzymywać konwencjonalne leczenie przeciwgruźlicze, z odpowiednimi modyfikacjami w celu zminimalizowania ryzyka dla płodu. Aby zapewnić optymalne wyniki dla matki i dziecka, niezbędne jest ścisłe monitorowanie stanu matki i płodu, a także koordynacja działań lekarzy położników i specjalistów od chorób zakaźnych.

Interwencje chirurgiczne w leczeniu powikłań gruźlicy

W niektórych sytuacjach gruźlica może rozwinąć się w konsekwencje wymagające operacji w celu złagodzenia objawów, uniknięcia powikłań lub wyleczenia. Typowe wskazania do interwencji chirurgicznej w gruźlicy obejmują leczenie gruźlicy lekoopornej, powikłań, takich jak wysięk opłucnowy lub ropniak, oraz następstw, takich jak rozstrzenie oskrzeli lub zwłóknienie. Techniki chirurgiczne mogą obejmować operacje minimalnie inwazyjne, takie jak nakłucie klatki piersiowej lub pleurodeza, po bardziej kompleksowe procedury chirurgiczne, takie jak resekcja płuc lub drenaż ropnia. Multidyscyplinarna praca zespołowa pomiędzy chirurgami, pulmonologami i specjalistami chorób zakaźnych ma kluczowe znaczenie dla zapewnienia optymalnego doboru pacjentów i optymalnych wyników operacji.

Postępowanie w gruźlicy w określonych sytuacjach

Pewne okoliczności kliniczne mogą wymagać specjalistycznego podejścia do leczenia gruźlicy, w tym gruźlicy u biorców przeszczepów, osób z gruźlicą z zaburzeniami czynności nerek lub osób poddawanych terapii immunosupresyjnej z powodu chorób autoimmunologicznych. Postępowanie w przypadku gruźlicy w tych nietypowych warunkach obejmuje uważną ocenę takich kwestii, jak interakcje leków, immunosupresja oraz ryzyko reaktywacji lub progresji gruźlicy. Ścisła współpraca między podspecjalistami, ekspertami w dziedzinie chorób zakaźnych oraz zespołami transplantacyjnymi i reumatologicznymi ma kluczowe znaczenie dla poprawy wyników leczenia gruźlicy przy jednoczesnej minimalizacji ryzyka powikłań.

ROZDZIAŁ 6

ZAPOBIEGANIE I KONTROLA

W tym rozdziale dokonamy przeglądu głównych cech zapobiegania i kontroli gruźlicy, podkreślając znaczenie kompleksowych środków minimalizujących obciążenie chorobami na poziomie indywidualnym i populacyjnym. Skuteczne wysiłki w zakresie kontroli gruźlicy obejmują szereg działań mających na celu zapobieganie przenoszeniu choroby, identyfikację i leczenie utajonego zakażenia gruźlicą (LTBI) oraz minimalizowanie rozwoju lekooporności. W tym rozdziale omówiono szczepienia, chemioprofilaktykę, środki kontroli zakażeń, strategie zdrowia publicznego oraz znaczenie uwzględnienia społecznych uwarunkowań zdrowia w wysiłkach związanych z zapobieganiem i kontrolą gruźlicy.

Strategie zapobiegania gruźlicy: Szczepienia (BCG)

Szczepienie Bacille Calmette-Guérin (BCG) stanowi istotny element działań zapobiegających gruźlicy, szczególnie w krajach o dużym obciążeniu gruźlicą lub wysokim wskaźniku współzakażenia gruźlicą i wirusem HIV. Szczepionkę BCG często podaje się u dzieci we wczesnym dzieciństwie, aby zapewnić ochronę przed poważnymi typami gruźlicy, takimi jak gruźlica rozsiana i gruźlicze zapalenie opon mózgowo-rdzeniowych. Chociaż szczepienie BCG zapewnia pewną ochronę przed gruźlicą, jego skuteczność różni się w zależności od regionu geograficznego i zależy od takich czynników, jak różnorodność szczepów, odpowiedź immunologiczna gospodarza i czas szczepienia. Pomimo swoich ograniczeń szczepienia BCG w dalszym ciągu odgrywają rolę w programach kontroli gruźlicy na całym świecie.

Chemioprofilaktyka utajonego zakażenia gruźlicą

Chemoprofilaktyka polega na podawaniu leków przeciwgruźliczych je osobom z LTBI, aby zapobiec rozwojowi aktywnej gruźlicy. Ukierunkowane stosowanie chemoprofilaktyki jest wskazane u osób z grupy wysokiego ryzyka reaktywacji gruźlicy, w tym u osób z bliskim kontaktem z przypadkami gruźlicy zakaźnej, u osób zakażonych HIV/AIDS oraz przyjmujących leki immunosupresyjne. Typowe schematy leczenia LTBI obejmują monoterapię izoniazydem i schematy skojarzone, takie jak ryfampicyna + izoniazyd. Chemoprofilaktyka, stosowana zgodnie z uznanymi zaleceniami, może znacząco zmniejszyć zapadalność na gruźlicę u osób z grupy wysokiego ryzyka.

Środki kontroli infekcji w placówkach opieki zdrowotnej

Skuteczne metody kontroli zakażeń są niezbędne, aby zapobiegać przenoszeniu gruźlicy w warunkach szpitalnych oraz chronić pracowników służby zdrowia i pacjentów przed narażeniem na zakaźną gruźlicę. Kluczowe środki kontroli infekcji obejmują kontrole administracyjne (np. protokoły badań przesiewowych pod kątem gruźlicy, procesy segregacji), kontrole środowiskowe (np. systemy wentylacyjne, izolatki dla zakażeń przenoszonych drogą powietrzną) oraz sprzęt ochrony osobistej (np. maski oddechowe, maski na twarz). Wdrożenie hierarchii środków kontroli w połączeniu z edukacją i szkoleniem pracowników służby zdrowia ma zasadnicze znaczenie dla zmniejszenia ryzyka przeniesienia gruźlicy w placówkach opieki zdrowotnej.

Interwencje w zakresie zdrowia publicznego: wykrywanie przypadków, śledzenie kontaktów i leczenie

Interwencje w zakresie zdrowia publicznego odgrywają kluczową rolę w wysiłkach na rzecz zwalczania gruźlicy, koncentrując się na wykrywaniu przypadków, ustalaniu kontaktów zakaźnych i szybkim rozpoczynaniu leczenia, aby zatrzymać łańcuchy przenoszenia i zapobiec przyszłemu rozprzestrzenianiu się gruźlicy. Wyszukiwanie przypadków obejmuje wykrywanie i diagnozowanie osób chorych na gruźlicę za pomocą aktywnych środków wykrywania przypadków, w tym badania przesiewowego objawów, testów diagnostycznych i inicjatyw uświadamiających skierowanych do populacji wysokiego ryzyka. Śledzenie kontaktów ma na celu identyfikację i ocenę osób, które miały bliski kontakt z przypadkami gruźlicy zakaźnej, zapewniając badania, terapię zapobiegawczą i leczenie, jeśli jest to konieczne, aby zapobiec wtórnemu przeniesieniu. Aby osiągnąć pozytywne wyniki i zapobiec dalszemu przenoszeniu choroby w społecznościach, konieczne jest terminowe rozpoczęcie leczenia gruźlicy i pacjentów zakażonych gruźlicą.

Zajmowanie się społecznymi determinantami zdrowia:

Zajęcie się społecznymi uwarunkowaniami zdrowia, takimi jak ubóstwo, przeludnienie mieszkań, niedożywienie i niewystarczający dostęp do opieki zdrowotnej, ma kluczowe znaczenie w zapobieganiu gruźlicy i jej kontroli. Gruźlica w nieproporcjonalny sposób dotyka osoby marginalizowane i bezbronne, co podkreśla potrzebę kompleksowego leczenia eliminującego podstawowe nierówności społeczne i gospodarcze. Interwencje mające na celu poprawę warunków życia, poszerzenie dostępu do usług zdrowotnych, pobudzenie edukacji i rozwoju społeczno-gospodarczego oraz zmniejszenie piętna związanego z gruźlicą mogą przyczynić się do bardziej sprawiedliwych wyników zdrowotnych w walce z gruźlicą i pomóc w osiągnięciu celu, jakim jest eliminacja gruźlicy.

ROZDZIAŁ 7

BADANIA I KIERUNKI NA PRZYSZŁOŚĆ

Omówmy teraz zmieniający się krajobraz badań nad gruźlicą (TB) i podkreślmy obiecujące odkrycia, pojawiające się trendy i perspektywy na przyszłość w zakresie zapobiegania, diagnozowania, leczenia i kontroli gruźlicy. Badania Próby zwalczania gruźlicy obejmują szeroki zakres dziedzin, od nauk podstawowych i badań translacyjnych po epidemiologię, badania kliniczne i badania nad systemami opieki zdrowotnej. W tym rozdziale przedstawiono przegląd najnowszych osiągnięć, obecnych przeszkód i potencjału innowacji w badaniach nad gruźlicą, ze szczególnym uwzględnieniem prób przyspieszenia postępu w eliminacji gruźlicy.

Postępy w diagnostyce i leczeniu gruźlicy

W ostatnich latach nastąpił znaczny postęp w diagnostyce i leczeniu gruźlicy, napędzany innowacjami w diagnostyce molekularnej, sposobach obrazowania i opracowywaniu leków. Molekularne testy diagnostyczne, takie jak test Xpert MTB/RIF Technologie sekwencjonowania ultra i nowej generacji zapewniają czułość, swoistość i krótki czas realizacji w porównaniu z konwencjonalnymi procedurami, umożliwiając wczesną diagnostykę gruźlicy i lekooporności. Nowe schematy leczenia, w tym terapie o krótszym czasie trwania, ulepszone kombinacje leków i terapie ukierunkowane na gospodarza, dają nadzieję na poprawę wyników leczenia, zmniejszenie skutków ubocznych i leczenie gruźlicy lekoopornej.

Nowe podejścia terapeutyczne

Nowe techniki terapeutyczne w badaniach nad gruźlicą mają na celu rozwiązanie powtarzających się problemów, takich jak oporność na leki, przestrzeganie zasad leczenia i leczenie utajonego zakażenia gruźlicą (LTBI). Terapie ukierunkowane na gospodarza

(HDT) ukierunkowane są na odpowiedź immunologiczną gospodarza, aby zwiększyć jego zdolność do kontrolowania zakażenia gruźlicą, być może w połączeniu z tradycyjnymi lekami przeciwgruźliczymi w celu poprawy wyników leczenia. Immunoterapia, obejmująca szczepienia terapeutyczne i przeciwciała monoklonalne, może potencjalnie wzmocnić odpowiedź immunologiczną przeciwko M. tuberculosis i zwiększyć skuteczność leczenia, szczególnie u osób z gruźlicą lekooporną lub zaawansowaną.

Globalne wysiłki na rzecz wyeliminowania gruźlicy

Globalne inicjatywy mające na celu wyeliminowanie gruźlicy obejmują różnorodne podejście, które łączy badania, rozwój polityki, rzecznictwo i mobilizację zasobów. Strategia Światowej Organizacji Zdrowia dotycząca zwalczania gruźlicy toruje drogę krajom do przyspieszenia postępu w eliminacji gruźlicy za pomocą zintegrowanych, skoncentrowanych na pacjencie metod, które obejmują całe spektrum profilaktyki, diagnostyki, leczenia i opieki nad gruźlicą. Kluczowe elementy strategii mającej na celu położenie kresu gruźlicy obejmują odważne zaangażowanie polityczne, intensywne wykrywanie i leczenie przypadków, innowacyjne źródła finansowania oraz solidne systemy monitorowania i oceny umożliwiające śledzenie postępów w realizacji celów eliminacji gruźlicy.

Wyzwania i możliwości

Pomimo ogromnego postępu badania nad gruźlicą napotykają utrzymujące się przeszkody, w tym ograniczone finansowanie, nierówności w zakresie potencjału badawczego i infrastruktury oraz złożone wzajemne oddziaływanie czynników społecznych, ekonomicznych i środowiskowych, które wpływają na przenoszenie gruźlicy i konsekwencje choroby. Sprostanie tym wyzwaniom wymaga ciągłych inwestycji w badania, budowanie potencjału i partnerstwa między branżami i dyscyplinami. Mnożą się możliwości innowacji, w tym opracowywanie nowych środków diagnostycznych, leczniczych i cyfrowych rozwiązań zdrowotnych w celu usprawnienia świadczenia opieki nad gruźlicą, wzmocnienia systemów nadzoru i umożliwienia społecznościom odgrywania aktywnej roli w zapobieganiu gruźlicy i jej kontroli.

WNIOSEK

Podsumowując, gruźlica pozostaje poważnym globalnym wyzwaniem zdrowotnym, które zasługuje na ciągłą uwagę, innowacje i współpracę, aby poczynić rzeczywiste postępy w kierunku jej kontroli i ostatecznej eliminacji. W tym szczegółowym przewodniku omówiliśmy wielowymiarową naturę gruźlicy, obejmując jej epidemiologię, objawy kliniczne, narzędzia diagnostyczne, możliwości leczenia, zarządzanie powikłaniami, strategie zapobiegawcze i wysiłki badawcze.

Pomimo postępów w zakresie kontroli gruźlicy nadal istnieją wyzwania, w tym wprowadzenie szczepów lekoopornych, bariery utrudniające terminową diagnostykę i leczenie, rozbieżności w dostępie do opieki zdrowotnej oraz złożone zmienne społeczne, które mają wpływ na przenoszenie gruźlicy i jej konsekwencje. Sprostanie tym wyzwaniom wymaga holistycznego podejścia obejmującego interwencje biologiczne, interwencje w zakresie zdrowia publicznego i społeczne, a także ciągłego zaangażowania politycznego, inwestycji w badania i rozwój oraz współpracy między sektorami i dyscyplinami.

W przyszłości konieczne jest skupienie się na wdrażaniu interwencji opartych na dowodach oraz nowych podejściach do zapobiegania gruźlicy, diagnostyki, leczenia i kontroli. Wiąże się to z wykorzystaniem innowacji w diagnostyce, lekach i cyfrowych technologiach zdrowotnych w celu poprawy świadczenia opieki nad gruźlicą, wzmocnienia systemów opieki zdrowotnej i wzmocnienia pozycji społeczności Aktywnie uczestniczymy w inicjatywach zwalczania gruźlicy.

Ponadto inicjatywy mające na celu zajęcie się podstawowymi społecznymi uwarunkowaniami zdrowia, takimi jak ubóstwo, niesprawiedliwość oraz brak dostępu do edukacji i opieki zdrowotnej, są niezbędne do osiągnięcia trwałego postępu w walce z gruźlicą. Przyjmując kompleksową, skupioną na pacjencie strategię, która uwzględnia społeczne, ekonomiczne i biologiczne przyczyny gruźlicy, zainteresowane strony mogą pracować nad ambitnym celem eliminacji gruźlicy określonym w Strategii zakończenia gruźlicy.

Ostatecznie walka z gruźlicą wymaga wspólnych działań i solidarności na poziomie globalnym, krajowym i społecznościowym. Łącząc siły, mobilizując zasoby i wykorzystując siłę nauki, innowacji i aktywizmu, możemy pokonać przeszkody stawiane przez gruźlicę i zbudować świat wolny od ciężaru tej starożytnej, ale wciąż groźnej choroby. Razem możemy odwrócić losy gruźlicy i zapewnić wszystkim zdrowszą i bardziej sprawiedliwą przyszłość.